BEI GRIN MACHT SICH IHR WISSEN BEZAHLT

AF166881

- Wir veröffentlichen Ihre Hausarbeit, Bachelor- und Masterarbeit

- Ihr eigenes eBook und Buch - weltweit in allen wichtigen Shops

- Verdienen Sie an jedem Verkauf

Jetzt bei www.GRIN.com hochladen und kostenlos publizieren

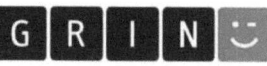

Das Empowerment-Konzept in der Gesundheitspolitik im Spannungsfeld zwischen aktivierendem Wohlfahrtsstaat und minimalem Sozialstaat

Brunet Alexandra

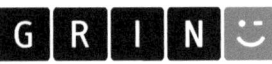

Bibliografische Information der Deutschen Nationalbibliothek:

Die Deutsche Nationalbibliothek verzeichnet diese Publikation in der Deutschen Nationalbibliografie; detaillierte bibliografische Daten sind im Internet über http://dnb.d-nb.de abrufbar.

ISBN: 9783346441591
Dieses Buch ist auch als E-Book erhältlich.

2020

SEMINARARBEIT

DAS EMPOWERMENT-KONZEPT IN DER GESUNDHEITSPOLITIK IM SPANNUNGSFELD
ZWISCHEN AKTIVIERENDEM WOHLFAHRTSSTAAT UND MINIMALEM SOZIALSTAAT

Inhalt

1 Einführung

Durch Begriffe wie ‚Partizipation‘, ‚Ressourcenorientierung‘, ‚Selbsthilfe‘ und ‚Aktivierung‘ dominiert das Empowerment-Konzept seit den 1990er-Jahren den theoretischen Diskurs und die Praxis der Sozialen Arbeit. Das Konzept ist ein handlungsleitendes Plädoyer für einen aktivierenden Sozialstaat und eine aktivierende Sozialpolitik sowie für eine partizipative, aktivierende Soziale Arbeit fernab von defizitorientierten Ansichten und der „Vorherrschaft der Experten, die zu einer Erosion alltagsweltlicher Fähigkeiten führt" (Galuske 2005, S. 269).

Aber gerade in der sozialpolitischen Diskussion sorgt Empowerment für mehrere Kontroversen und widersprüchliche Auslegungen seiner Prinzipien. Aufgrund seiner begrifflichen Unschärfe wird Empowerment vorgeworfen, dass es zur Usurpation des traditionellen Wohlfahrtsstaates beitrage, indem es der neoliberalen Politik eine theoretische Grundlage anbietet. Diese hat das Konzept in ihrer Agenda und als Argumentation für einen minimal schlanken Sozialstaat übernommen und die entsprechende Semantik für sich genutzt (vgl. Stark 2011, S. 217). Trotzdem wird Empowerment weiterhin sowohl innerhalb als auch außerhalb der Sozialen Arbeit verbreitet genutzt und von mehreren Organisationen des Sozialbereichs in ihrem Leitbild integriert (vgl. OXFAM 2020). Fachkräfte werden ständig ermutigt, durch verschiedene Projekte und Vorträge in ihrer Praxis Empowerment-orientiert zu handeln (vgl. BKK 2018).

Soziale Arbeit steht mit dem Gesundheitswesen in starker Verbindung, was in all ihren Bereichen zum Ausdruck kommt – seien es ambulante, teilstationäre oder stationäre Einrichtungen. Sie wird hauptsächlich dann tätig, wenn die Menschen krankheitsbedingt ihr lebensweltliches Gleichgewicht verlieren oder zu verlieren drohen. Durch gezielte sozialarbeiterische gesundheitsfördernde, präventive oder rehabilitative Interventionen wird aktiv dagegen gekämpft, solchen ungünstigen Zuständen vorzubeugen (vgl. Homfeldt 2012, S. 489). In diesem Zusammenhang stellt sich in Hinblick auf die Soziale Arbeit im Gesundheitswesen die Frage, welche Rolle das Empowerment in dem Spannungsfeld zwischen dem aktivierenden Wohlfahrtsstaat und dem minimalen Sozialstaat einnimmt. Im vorgegebenen Rahmen wird durch diese Arbeit das Ziel verfolgt, einen groben Überblick über die aktuelle gesundheitspolitische Debatte zu verschaffen und die darauffolgenden Implikationen für die Soziale Arbeit im Gesundheitswesen darzustellen sowie kritisch zu reflektieren.

2 Begriffserklärung

Zuerst müssen einige der Hauptbegriffe dieser Arbeit definiert und dargestellt werden, um Zusammenhänge zwischen ihnen analysieren und ein Gesamtbild der Problematik herzustellen und diese kritisch betrachten zu können.

2.1 Das Empowerment-Konzept

Empowerment ist ein Begriff, der seine Ursprünge in der Gemeinwesenarbeit längst überschritten hat, sowie heute fast inflationär außerhalb der Sozialen Arbeit benutzt wird und zum Mode-Konzept geworden ist (vgl. Enggruber o. J., S. 1). Abgeleitet von der Semantik des englischen Wortes ,empower' bedeutet das Wort, einen Menschen zu befähigen, ihn zu ermächtigen und seine Autonomie und Selbstständigkeit zu steigern, sodass dieser Mensch souverän und emanzipiert ein selbstbestimmtes Leben führen kann (vgl. Herriger 2014, S. 13). Diese rein terminologische Verortung wird allerdings in der Fachliteratur kontrovers diskutiert und führt zu widersprüchlichen Auslegungen in die Theoriebildung, der Methodik und der Praxis der Sozialen Arbeit (vgl. Galuske 2013, S. 8). An diesem Punkt starten die theoretischen Unstimmigkeiten über Empowerment, da es über keine klare, allgemein akzeptierte Definition verfügt, ihm eine systematische Einordnung fehlt und der Begriff somit viel Raum für „wiederstreitende Interpretationen und ideologische Rahmungen" (Herriger 2014, S. 13) erlaubt.

Ausschließlich aus dem Blickwinkel der Sozialen Arbeit betrachtet, beinhalten die theoretischen Auseinandersetzungen mit Empowerment und die Definitionsversuche grundsätzlich folgende Positionierungen: Zum einen gibt es die Autor_innen (vgl. Pankofer 2000, S. 13), die Empowerment sowohl als Haltung als auch als Handlungsweise für die Praxis verstehen und es somit für die Soziale Arbeit als von großer Relevanz sehen. Auf eine ähnliche Position situiert sich Stimmer (vgl. 2012, S. 154 ff.). Er sieht das Konzept sowohl als Arbeitsprinzip als auch als ein handlungsleitendes Konzept der Sozialen Arbeit, das aus den theoretischen Abwägungen abgeleitet und in der Praxis erprobt zu einem bedeutsamen Anbieter für die fallbezogenen Rahmenbedingungen geworden ist. Herringer (vgl. 2014, S. 13) auf der anderen Seite definiert Empowerment als „eine offene normative Form", „ein Begriffsregal, das mit unterschiedlichen Grundüberzeugungen, Werthaltungen und moralischen Positionen aufgefüllt werden kann" (ebd.). Galuske (vgl. 2013, S. 8) stuft Empowerment eher als eine stark konzeptionelle und normative Orientierung ein. Es könne aber weder als Methode noch als professionelles Werkzeug der Sozialen Arbeit betrachtet werden und habe deshalb zu vielen Kontroversen und Missverständnissen zwischen Fachleuten geführt. Folglich verzichtet Galuske auf eine Ausführung des Konzeptes in seinem jüngsten Buch über die Methoden der Sozialen Arbeit (ebd.).

Für die begriffliche Eingrenzung hilft allerdings die Betrachtung der Ziele und theoretischen Hintergründe von Empowerment, einem Punkt, in dem sich der Großteil der Autor_innen einigen konnte. Empowerment wird als Chance für die Betroffenen gesehen, sich von der defizitorientierten Ansicht zu entfernen sowie ihre Ressourcen in den Mittelpunkt zu stellen, um mehr Selbstbestimmung und Kontrolle über ihre eigene Lebensführung zu gewinnen (vgl. Galuske 2005, S. 270). Von der grundlegenden Annahme ausgegangen, dass die soziale und psychologische Anerkennung sowie Stärkung von Ressourcen die Aktivierung und vermehrte Partizipation der benachteiligten Menschen anregt, zielt Empowerment auf eine Umverteilung der Machtverhältnisse und darauf, die Verantwortung für ein würdiges Leben und individuell selbstbestimmte Lebensqualität an die Betroffenen zurückzugeben (vgl. Sohns 2009, S. 77).

Die Ziele des Empowerments lassen sich aus drei Hauptperspektiven auffassen: Erstens ist die Ressourcenorientierung zum Leitmotiv des Konzeptes geworden. Die Förderung und Enthüllung individueller, gruppenbezogener, gemeinschaftlicher und sozialpolitischer Ressourcen steigert die Selbsthilfekraft der Betroffenen und stellt sich als Grundlage alltäglicher Bewältigungsarbeit und für die Entwicklung lebenserhaltender oder -fördernder Zustände dar (ebd., S. 84). Die zweite Perspektive bezieht sich auf die Inklusion und Partizipation der Betroffenen. Diese Ziele werden nur erreicht, wenn die individuellen Ressourcen innerhalb des sozialen Kontexts verstärkt und wahrgenommen werden. Dies verlangt nach einer Zusammenarbeit auf mehreren Ebenen in der Gemeinschaft und der Gesellschaft, geprägt von Werten wie Menschlichkeit und Solidarität, da sowohl das Individuum als auch die Gruppe und die Gemeinschaft als fördernde, aktiv mitwirkende Faktoren betrachtet werden müssen. Zudem ist die Vernetzung eine bedeutende Prämisse des Empowerments, da sie durch Bildung und Förderung von funktionstüchtigen Zusammenhängen und Gemeinschaften über die persönlichen Beziehungen hinaus den Weg zur Selbsthilfe eröffnet (vgl. Galuske 2005, S. 271 ff.).

Angesichts seiner Zielsetzung ergeben sich für das Empowerment-Konzept zwei sich bedingende Ebenen. Auf der einen Seite ist dies eine emanzipatorische Bürgerrechts- und Sozialbewegung, die in starker Verbindung zu seiner Entstehungsgeschichte steht. Hier wird das Problem der sozialen Benachteiligung und Ungleichheit in den Vordergrund des Diskurses gestellt und die Hauptdarsteller_innen sind die marginalisierten Gruppen, die sich von Exklusion und Hilflosigkeit befreien möchten und nach mehr Partizipation und Entscheidungsmacht verlangen. Empowerment wirkt in diesem Kontext auf einer politischen Ebene, auf der die vorhandenen Machtverhältnisse kritisch überprüft, die Machtpositionen analysiert und Veränderungen angestrebt werden (vgl. Sohns 2009, S. 78 ff.). Auf der anderen Seite, aber in enger Verbindung zu der ersten, steht die individuelle Ebene – sowohl die der

Betroffenen als auch die der professionellen Fachkräfte. Im Mittelpunkt der Kritik des Empowerments steht das von Defiziten geprägten Klientinnen- und Klientenbild als Anlass für die professionelle Hilfe, wodurch die Betroffenen einer passiven Rolle ausgesetzt und als Objekt der professionellen Hilfe dargestellt werden (vgl. Neuffer 2012, S. 26). Ihnen wird eine erlernte Hilflosigkeit als Folge wiederholter, vereinzelter Erfahrungen von Ohnmacht zugeschrieben, was zur Förderung ihrer Entmündigung durch exzessive Fürsorge führt (vgl. Galuske 2005, S. 269). In diesem Zusammenhang zielt Empowerment darauf, die ausgeprägte Helfenden-Ausbildung der Fachkräfte zu verändern, indem den Betroffenen eine aktive, partizipative Rolle in der Organisation und Gestaltung ihrer Lebenswelt auch in grenzwertigen Situationen und Lebenslagen zugetraut wird (vgl. Stimmer 2012, S. 156 ff.). Dafür bedarf es einer Steigerung der sozialen Anerkennung und der Erweiterung der Gestaltungsmöglichkeiten, in denen die Betroffenen positive, entmutigende und ermächtigende Erfahrungen erleben können, was ihr Selbstbewusstsein, ihre Selbstbestimmung und ihre eigene Aktivität steigert (vgl. Sohns 2009, S. 76). Durch Selbstbemächtigungs- und selbst initiierte Prozesse bekommen die Betroffenen die Chance, ihre Alltagskompetenzen zu stärken und zu erweitern, sodass sie sich ein Stück von der Expertenschaft befreien können und selbst zu Fachleuten in eigener Sache werden (vgl. Herriger 2014, S. 14 ff.).

2.2 Der aktivierende Wohlfahrtsstaat

Die Begriffe der ‚Aktivierung' und des ‚aktivierenden Wohlfahrtsstaates' gewinnen seit einigen Jahren zunehmend an Bedeutung im sozialen, politischen und wissenschaftlichen Diskurs und werden zum Leitbild eines Paradigmenwechsels in der Gestaltung von sozialstaatlichen Sicherungsmaßnahmen und -mechanismen. Sie sind Hauptmotive eines neuen Sozialstaatsmodelles und Ausdruck des Gleichgewichts zwischen Rechten und Pflichten der Bürger_innen sowie des neuen Verhältnisses von Individuum und Gesellschaft (vgl. Stelzer-Orthofer 2008, S. 11). Das Modell des aktivierenden Wohlfahrtsstaates steht in starker Verbindung zum Empowerment – insbesondere mit seinem Anspruch der Stärkung von Selbsthilfekompetenzen und Selbstbestimmung. Im Vordergrund steht das Menschenbild ‚Homo activus', das durch mehrere Merkmale charakterisiert wird. Zum einen werden die sozialen Probleme eines Individuums als Resultat von sozio-öko-politischen Zuständen verstanden – Umstände, für die die ganze Gesellschaft und der Staat die Verantwortung tragen. Zweitens wird erkannt, dass das Ziel seiner individuellen und sozialpolitischen Aktivierung die Steigerung seiner Anbindung an soziale Sicherheitsmechanismen und die Sozialintegration durch Angebote und Maßnahmen von Hilfe zur Selbsthilfe ist. Das Mittel dafür ist eine aktivierende Sozialpolitik, in deren Mittelpunkt die Rechte der Betroffenen gestellt werden, die Freiwilligkeit gewährleistet und die individuellen Chancen durch Empowerment-orientierte Maßnahmen steigert. Homo activus ist die engagierte Darsteller_in, bei der Solidarität und Partizipation maßgebliche Prinzipien sind (vgl. Stelzer-Orthofer 2008, S.18).

Zusammenfassend nimmt im aktivierenden Wohlfahrtsstaat die gesellschaftliche und staatliche Verantwortung eine zentrale Rolle ein, mit dem Ziel, die Teilhabechancen für alle Menschen zu ermöglichen. Aktivierte Bürger_innen sind engagierte Teilnehmende dieser Politik und die Solidarität stellt ein bedeutsames Handlungsprinzip aller Involvierten dar. Die Steigerung der sozialen Partizipation und Integration der benachteiligten Menschen mithilfe von verbesserter sozialer Unterstützung wird als Ziel der aktivierenden Sozialpolitik und nicht als Pflichtaufgabe für die Betroffenen verstanden. Es handelt sich dabei um eine emanzipatorische, Empowerment-orientierte Aktivierung, sowohl auf individueller als auch auf struktureller Ebene (ebd.).

Hiermit wurde ein Idealtypus des aktivierenden Wohlfahrtsstaates als Ausdruck der oben dargestellten Empowerment-Ziele geliefert. Die vorhandene Situation in der Sozial- bzw. Gesundheitspolitik stellt sich allerdings anders als abgebildet dar, was auch zur Kritik gegen Empowerment geführt hat. Diese Aspekte werden ausführlich im nächsten Abschnitt betrachtet.

3 Das Empowerment-Konzept im Rahmen der aktivierenden Gesundheitspolitik

Die Gesundheitspolitik wird als „die Gesamtheit der organisierten Anstrengungen und Auseinandersetzungen im Hinblick auf bevölkerungs- bzw. gruppenbezogene Zielformulierung, Zielvorgaben und Maßnahmen zum Zwecke der Förderung, Erhaltung bzw. (Wieder-)Herstellung von Gesundheit, der Linderung individueller und sozialer Folgen von Krankheit sowie zur Gestaltung und Steuerung der damit befaßten Institutionen und Berufsgruppen definiert." (Rosenbrock 1998, S. 100) Der Gegenstandsbereich der Gesundheitspolitik steht folglich in starker Verbindung zum politischen Handeln und Verhalten, die wiederum einen starken Einfluss auf die Gesundheit der Bevölkerung und auf das normative Ziel – die Verbesserung der gesundheitlichen Lage – ausüben. Charakteristisch für die Gesundheitspolitik Deutschlands ist, dass sie nicht der staatlichen Hegemonie unterliegt, sondern, dass viele private Unternehmer_innen, soziale Bewegungen, Verbände etc. ihre Machtpositionen ausüben. Diese Heterogenität von Agierenden führt zu mehreren und nicht selten inkongruenten Interpretationen des Gesundheitsbegriffs als Ergebnis von unterschiedlichen Antworten auf die Grundfragen der Gesundheitspolitik, die den vier Phasen des Public Health Action Cycle zugeordnet werden können (ebd., S. 99 ff.).

- Assessmentphase, in der der Problembestand/die Gefährdung für die Gesundheit definiert, eingeschätzt bzw. priorisiert und die Zuständigkeit geklärt wird;

- Policy-Formulierung, indem die Strategien und die Instrumente ausgewählt und formuliert werden;
- Assurance, die Phase der Organisation, Umsetzung und Steuerung der Maßnahmen;
- Evaluation, die die Bestimmung und Messung von Ergebnissen beinhaltet (vgl. Rosenbrock 1998, S. 99 ff.).

Die Antworten auf die oben gestellten politischen Fragen stehen im engen Zusammenhang mit dem Wissensstand und dem politischen und gesellschaftlichen Verständnis über Gesundheit und Krankheit, aber auch mit den ökonomischen Bedingungen und der Zuständigkeitszuschreibung für die Lösung vorhandener Gesundheitsprobleme. Sie führen zu Entwurf und Definition der Policy (Normen, Gesetze, Vorschriften) im Bereich des Gesundheitswesens, wobei der Einfluss der Politics (der Prozess der Auseinandersetzung mit Interessen) eine bedeutende Rolle einnimmt und sowohl der Rahmen als auch die Regeln dieser Auseinandersetzung von der Polity (Rahmenbedingungen) beeinflusst werden (ebd. S. 104 ff.). Dieser Zustand trifft auch bei dem Verständnis und der unterschiedlichen Auslegung dessen, was Aktivierung im Sinne des Empowerments in der Gesundheitspolitik bedeuten soll, zu.

Im Zuge des 20. Jahrhunderts fand auch in Gesundheitswesen und -Politik das Empowerment vermehrte Aufmerksamkeit. Diesen Bereichen wird die ausgeprägt defizitorientierte Perspektive vorgeworfen, dass sie die Herrschaft der Expertenschaft unterstützen und die Passivität der Betroffenen fördern würden (vgl. Homfeldt 2012, S. 494 ff.). Das zugrunde liegende biomedizinische Modell definiert Gesundheit als das Freisein von Krankheiten – eine negativ defizitorientierte Definition, bei der die Ressourcen und das subjektive Befinden der Betroffenen in den Hintergrund gestellt und den sozialen und umfeldbezogenen Aspekten keine Beachtung geschenkt wird (vgl. Franke 2012, S. 38 ff.). Der menschliche Körper wird dabei als ein Mechanismus betrachtet und folglich werden kranke Menschen zu passiven Objekten des medizinischen Aktes reduziert, die keine Selbstverantwortung für ihre Gesundheit tragen (vgl. Homfeldt/Sting 2006, S. 70).

Eine neue Sichtweise wird durch die World-Health-Organization(WHO)-Definition von Gesundheit geliefert, bei der explizit eine Distanzierung von der defizitorientierten Ansicht vorgenommen und Gesundheit als flexibler und subjektiver Zustand des Wohlbefindens verstanden werden soll. In diesem Kontext werden weitere gesundheitspolitische Problemlagen thematisiert, unter anderem die Ressourcenförderung und Chancengleichheit in der Gesundheitsversorgung. Somit wird die Grundlage für das Konzept der Empowerment-orientierten Gesundheitsförderung geschaffen (vgl. Dollinger 2006, S. 174).

Die Ottawa-Charta vom 1986 liefert endgültig den konzeptuellen Rahmen der Gesundheitsförderung:

„Gesundheitsförderung zielt auf einen Prozess, allen Menschen ein höheres Maß an Selbstbestimmung über ihre Gesundheit zu ermöglichen und sie damit zur Stärkung ihrer Gesundheit zu befähigen. [...] Gesundheit steht für ein positives Konzept, das in gleicher Weise die Bedeutung sozialer und individueller Ressourcen für die Gesundheit betont wie die körperlichen Fähigkeiten. Die Verantwortung für Gesundheitsförderung liegt deshalb nicht nur bei dem Gesundheitssektor, sondern bei allen Politikbereichen und zielt über die Entwicklung gesünderer Lebensweisen hinaus auf die Förderung von umfassendem Wohlbefinden hin." (WHO 1986)

Durch die Ottawa-Charta wird folglich das Empowerment als führendes Konzept und als zentraler Ansatz der WHO-Vision und der Gesundheitsförderung postuliert. Auch wenn es als solches mit Namen nicht benannt wird, die Nähe zum Empowerment aus der obigen Definition ist unübersehbar (vgl. Brandes/Stark 2016, S. 1 ff.). Auf der einen Seite wird das individuelle Selbstbestimmungsrecht als eine bedeutende Voraussetzung für eine verstärkte Gesundheit benannt. Auf der anderen Seite werden die Sicherstellung und Entwicklung von Ressourcen aller Art als Grundbedingungen und Schutzfaktoren für die Gesundheit der Menschen und als Aufgabe für die Politik über das Gesundheitswesen hinaus verstanden (vgl. Dollinger 2006, S. 174).

Mittels der fünf Strategien der Ottawa-Charta werden folgende Handlungebenen der Gesundheitsförderung definiert: der Wohlfahrtsstaat ist zur Entwicklung einer gesundheitsfördernden Gesamtpolitik aufgefordert, die Gesellschaft ist für die Beschaffung gesundheitsfördernder Lebenswelten und für die Unterstützung gesundheitsbezogener Gemeinschaftsaktionen zuständig, das Individuum ist zur Entwicklung seiner persönlichen Kompetenzen aufgefordert und alle diese Agierenden zusammen tragen die Verantwortung für die Gesundheitsförderung im gesamten Gesundheitswesen und in der gesamten Gesundheitspolitik, sodass gesundheitliche Ungleichheiten innerhalb der Gesellschaft abgebaut werden (ebd., S. 191 ff.).

Die neue Definition von Gesundheit als Zustand des subjektiven Wohlbefindens im Kontext der Gesundheitsförderung impliziert also eine aktive Mitwirkung der Betroffenen und somit entstehen die Grundlagen für die gesundheitsbezogene Aktivierung. Das Individuum wird nicht nur zu mehr Selbstbestimmung befähigt, sondern auch zur vermehren Verantwortung und Zuständigkeit für die eigene Gesundheit gefördert und gefordert. In dieser Auslegung der Gesundheit findet die aktivierende Gesundheitspolitik ihre Anbindung und sie hat zu einer Reform des Gesundheitswesens und -systems geführt, bei der allen Agierenden eine aktive Rolle zugeschrieben wird. Im Lichte des Empowerments wird das Bild einer emanzipierten Klient_in vertreten, die sich nicht mehr durch Krankheit und Probleme definieren lässt, sondern als selbstbewusstes und selbstbestimmendes Individuum und Tragender der eigenen Gesundheit anzuerkennen ist. Die Professionellen treten den Betroffenen gegenüber nicht mehr als Fachkraft auf, sondern sie stehen in einer partnerschaftlichen Beziehung – mit dem Ziel, den Betroffenen ein selbstständiges Leben zu ermöglichen (vgl. Franke 2012, S. 40 ff.).

Eine begriffliche Verortung der Prävention ist im Rahmen dieser Arbeit notwendig, da sie neben der Gesundheitsförderung ein bedeutsamer Teil der aktivierenden Gesundheitspolitik Deutschlands darstellt und im gleichen Maß für die Soziale Arbeit im Gesundheitswesen eine wesentliche Rolle einnimmt. Mit Prävention werden ähnliche Ziele verfolgt wie mit der Gesundheitsförderung: die individuelle und gemeinschaftliche Gesundheit zu schützen und zu fördern, bevor eine Erkrankung oder eine Verschlechterung des gesundheitlichen Zustandes auftritt. Anders als bei der Gesundheitsförderung liegt die Aufgabe der Prävention in der Vorbeugung von Krankheiten und Störungen durch das Minimieren oder gänzliche Ausschalten von Faktoren, die für die Gesundheit ein Risiko darstellen. Der Blick im Rahmen der Prävention fällt also nicht auf gesundheitsfördernde individuelle, gemeinschaftliche und sozialpolitische Aspekte, sondern auf die krankheitsverursachenden Faktoren (vgl. Altgeld und Kolip 2014, S. 45). Für diesen Zweck werden in erster Linie Interventionen wie die Gesundheitserziehung verwendet, die das Verhalten der Individuen zu modifizieren versuchen, beispielsweise durch Aufklärungen und Appelle an die eigene Vernunft und Verantwortung für einen gesunden Lebensstil (vgl. Homfeldt 2012, S. 496). Andere Methoden, wie die Verhältnisprävention, werden über das Individuum hinaus initiiert und als präventive Ansätze in Gruppen, Organisationen und auf Gesellschaftsebene eingeführt, sodass die Prävention ein bedeutsamer Teil des sozialpolitischen Aktivierungsprozesses darstellt. Ebenso von Bedeutung sind die normativ-regulatorischen Maßnahmen, beispielsweise das Rauchverbot, die eine zentrale Rolle bei der Verhaltensprävention einnehmen und zu der Konsequenz führen, dass Prävention in starker Verbindung zur staatlichen Kontrolle des Individuums steht (vgl. Leppin 2014, S. 42).

Sowohl die Prävention als auch die Gesundheitsförderung sind durch das Gesetz zur Stärkung der Gesundheitsförderung und Prävention von 2015 neben der Kuration, Rehabilitation und Pflege zu bedeutenden Pfeilern der deutschen Gesundheitspolitik geworden. Sie bilden wesentliche Ansätze für das ganze Gesundheitssystem und durch die gesetzliche Verankerung der beiden Konzepte werden die Aufgabenbereiche, die Zuständigkeit und die Rahmenbedingungen für die Zusammenarbeit verschiedener staatlicher und privater Agierender im Gesundheitswesen festgelegt und definiert (vgl. PrävG 2015).

Obwohl Empowerment nur im Rahmen der Gesundheitsförderung eine entscheidende Rolle einnimmt, werden die beiden Begriffe häufig komplementär genutzt – mit bedeutsamen Folgen für die Agierenden und die Gesundheitspolitik. Das Präventionsgesetz selbst trägt erheblich zu dieser Problematik bei, da die beiden Begriffe hierin nicht trennscharf definiert werden, sodass sich die beiden Konzepte sowohl in der Praxis als auch in der Theoriebildung überlappen und zu Konfusionen führen. Die Folge ist, dass mehrere Personen oder Institutionen keine eindeutige Trennung zwischen Prävention und Gesundheitsförderung erkennen und dass der Prävention und ihren Instrumenten eine übergeordnete Rolle zugesprochen wird (vgl. Blätter/Waller 2018, S. 212 ff.). Es ist wahr, dass sowohl die Gesundheitsförderung als auch die Prävention eine Aktivierung der Betroffenen fördern und fordern und somit eine bedeutsame Rolle im aktivierenden Sozialstaat und in der Gesundheitspolitik einnehmen. Was sie grundlegend unterscheidet, sind die eingesetzten Instrumente zur Aktivierung. Während bei der Gesundheitsförderung die Aktivierung der Betroffenen durch Steigerung ihrer Partizipation und Gestaltung von gesundheitsfördernden Lebenswelten gestärkt werden soll, also die Aktivierung der Gesellschaft und der Politik in den Vordergrund gestellt werden und die sozialpolitischen Determinanten der Gesundheit verändert werden sollen, fordert die Prävention eine individuumsbezogene Aktivierung mittels individueller Verhaltensmodifizierung in Verbindung mit normativ-regulatorischen Maßnahmen (ebd.).

Die unterschiedlichen theoretischen Hintergründe der Prävention, aber auch die Rahmenbedingungen und ihre Instrumente, führen zusätzlich zu einem ungleichen Zugang zu diesen Strategien, da die gezielte, konkrete Prävention schwer erreichbare Zielgruppen produziert und der Zugang zu präventiven Maßnahmen in starkem Zusammenhang mit der ökonomischen und der Bildungssituation der Betroffenen steht, was aber in dieser Ausführung nur eine nebensächliche Rolle einnimmt (vgl. Altgeld/Kolip 2014, S. 45 ff.). Folglich ist es von Bedeutung, welches Verständnis von Gesundheit bzw. Krankheit in dem Public Health Action Cycle vorrangig betrachtet wird, da es für die Betroffenen zu unterschiedlichen Auslegungen des Aktivierungsbegriffes kommt und somit das Prinzip des Forderns und Förderns unterschiedliche Konsequenzen für sie hat.

4 Der minimale Sozialstaat

Die neoliberale Wirtschaftstheorie fand Mitte der 1970er-Jahre Zugang in die internationale Politik und somit auch in die Gesundheitspolitik, wo Diskussionen über den Sozialleistungsumfang und deren Struktur bzw. über ihre missbräuchliche Inanspruchnahme vermehrt in dem politischen Diskurs auftreten (vgl. Hensen/Hensen 2008, S. 15). Im Gegensatz zum klassischen Liberalismus und seiner ‚Laisser-faire-Rationalität‘, bei der der Staat als Garant der freien Verhältnisse zwischen wirtschaftlichen Kräften agiert, versteht Neoliberalismus die Wirtschaft als alleinige Handlungsmaxime sowohl des freien Marktes als auch in der staatlichen Organisation (vgl. Pieper, S. 99). Auf dieser ideologischen Grundlage sieht der neoliberale Sozialstaat auf der einen Seite die sozialen Probleme als Individualschuld. Beim Beispiel der Prävention und Gesundheitsförderung wird angenommen, dass eine Person auf der einen Seite aufgrund mangelnder Motivation und nicht wahrgenommener gesundheitlicher Vorsorge krank wurde und dadurch zur Überlastung der Sozialleistungen und des Gesundheitssektors beiträgt. Auf der anderen Seite soll die Großzügigkeit des Sozialstaats zu diesem Zustand beitragen, indem er durch exzessive soziale Fürsorge kontraproduktiv handelt und die fehlende Motivation der Betroffenen unterstützt (vgl. Stelzer-Orthofer 2008, S. 16). Folglich entsteht in diesem Kontext ein neoliberales Denkkonstrukt, bei dem von der Annahme ausgegangen wird, dass der Wohlfahrtsstaat die Sozialleistungsempfangenden von dieser Hilfe abhängig macht (vgl. Stark 2011, S. 221). Konsequenterweise besteht die Lösung in der Aktivierung und Steigerung der Motivation der Betroffenen sowie der Förderung ihrer Ressourcen, Selbstverantwortung und Selbsthilfekompetenzen, wobei die Empowerment-orientierten und emanzipatorischen Prinzipien neoliberal ausgelegt und reartikuliert wurden (vgl. Stelzer-Orthofer 2008, S. 17). Diese neue Konzeption des Sozialstaates soll die ganze Gesellschaft zu mehr Aktivität, Privatinitiativen und -wohltätigkeiten sowie zu zivilgesellschaftlichem Engagement bewegen, was letztendlich zur Entlastung des Sozialsystems führen soll (vgl. Butterwegge 2010, S. 51).

In diesem Kontext macht sich eine Umdeutung der Prinzipien des Empowerments bemerkbar. Definitionsversuche für Empowerment aus der Organisations- und Personalführung, wo sich der Fokus in Richtung Effizienzsteigerung verschoben hat und weniger auf Autonomie, Selbstbestimmung der Menschen und soziale Fürsorge gerichtet ist, wie es im Rahmen des Empowerments ursprünglich gedacht war, verdeutlichen diese Tendenz (vgl. Lager 2019, S. 84). In der Gesundheitspolitik werden folglich Empowerment und Aktivierung vermehrt als sozialstaatliche Strategien verstanden, die sich über zwei Ebenen entfalten. Auf der einen Seite ist das die Individuumsebene, bei der es das Ziel ist, Personen durch die Stärkung von Eigeninitiative und Selbstkompetenzen zu einem aktiven und wertvollen Mitglied der Gesellschaft zu machen. Auf der anderen Seite steht die wirtschaftliche Ebene. Diese kommt vermehrt in Diskussionen vor, bei denen die steigende Belastung des Krankenkassen- und Sozialbudgets im Vordergrund steht – mit dem Ziel, dieses Budget durch Rücknahme von staatlichen Leistungen und Senkung der Zahl der Hilfsbedürftigen zu entlasten (vgl. Stelzer-Orthofer 2008, S. 12).

An dieser Stelle wird der Gesundheitspolitik vorgeworfen, nicht mehr den Interessen der Betroffenen zu dienen, sondern der monetären Umsteuerung und der Genesung des Gesundheitsfinanzierungssystems (vgl. Hensen/Hensen 2008, S. 14). Sie wird nicht ohne

Grund als „die Kunst der Regierung, den Zuwachs der Ausgaben für die Krankenversorgung zu bremsen" (Rosenbrock 1998, S. 98) beschrieben, was Ausdruck des sinkenden Vertrauens der Öffentlichkeit in dieses Politikfeld ist. Ihr Ziel ist folglich nicht die Finanzierung von Leistungen in der Gesundheitsförderung und Prävention, sondern sie stellt eine Nebenbedingung dar. Dieser Unterschied ergibt sich aus der Art, wie die politischen Fragen in der Assessmentphase gestellt werden: welche Leistungen für die Gesundheit erforderlich und notwendig sind und wie die Finanzierung zu beschaffen ist oder wie das vorhandene Gesundheitssystem finanziert werden kann, um dann evtl. Kürzungen oder Ausweitungen zu überlegen (ebd., S. 99) Diese Richtung stellt sich als problematisch dar, weil das Sozialsystem und die Gesundheitsversorgung keinen privaten Markt darstellen sollen. Sie sind ein Teil des Sozialstaates, des sozialstaatlichen Tätigkeitsfeldes und der Politik (vgl. Hensen/Hensen 2008, S. 13 ff.). Die neu proklamierte Empowerment-orientierte Aktivierung führt – im Gegensatz zu dem, was im Art. 20 des Grundgesetzes steht und meist durch Kontrolle, Zugangsbarrieren und Disziplinierungsmaßnahmen – zu einer individuellen Ausgrenzung und Exklusion vieler Betroffener bei der die etablierten Machtpositionen und Interessen bevorzugt werden. Hier konnten zwei Mechanismen beobachtet werden: Entweder wird der Zugang zu den Leistungen erschwert, beispielsweise durch Zuzahlung, oder er wird verweigert, da die Voraussetzungen nicht erfüllt werden (vgl. Stelzer-Orthofer 2008, S. 15).

Ein Beispiel stellt die neue aktivierende gesetzlich verankerte Prävention dar, der vorgeworfen wird, sich insbesondere auf die Personen zu konzentrieren, die mehr Potenzial auf Genesung haben und deren Integration in der Gesellschaft und als aktive, erwerbsfähige Mitbürger_innen wahrscheinlicher ist. Dadurch wird die soziale Exklusion der Kranken im Angesicht der Gesundheitspolitik als Individualschuld bezeichnet, da sie den Anforderungen an Vorsorge nicht nachgekommen sind. Die ursprünglich positiven Absichten der Prävention werden somit verdreht, indem die Gesellschaft und ihre Ressourcen vor selbst verschuldeten Einzelnen geschützt werden müssen (vgl. Dollinger 2006, S. 152 ff.). Hier wird also nicht berücksichtigt, dass Aktivierung, Selbstbestimmung und Selbstverantwortung für die eigene Gesundheit nach Ressourcen für aktive Bewältigungsstrategien verlangen. Dieser Zustand wird insbesondere durch die sozialepidemiologische Forschung belegt und es wird bestätigt, dass die meisten Kranken den unteren Schichten angehören (ebd., S. 185). In diesem Kontext ist es offensichtlich, dass die stärkere Betonung auf Pflichten gerade die schwächsten erneut benachteiligt und zu potenziellen neuen sozialen Ungleichheiten führt (vgl. Opielka 2003, S. 545). Ein anderes Beispiel ist die Reformierung des Gesundheitssystems, insbesondere durch die Privatisierung von Gesundheitsrisiken, beispielsweise durch die Einführung der individuellen Gesundheitsleistung (IGel) zusätzlich zu den Grundleistungen der gesetzlichen Krankenversicherung (GKV). Dadurch entsteht ein zweiter Gesundheitsmarkt. Dieser führt zu einer zunehmenden Privatisierung staatlicher Leistungen und fördert den Eindruck, dass die Angebote der GKV unvollständig sind. Problematisch wird dies dann, wenn aufgrund der fehlenden finanziellen Ressourcen der Zugang zu solchen Leistungen gesperrt bleibt. Die Nichtinanspruchnahme einer möglichst nachhaltigen Therapie kann kurzfristig eine Kostenreduzierung bewirken, langfristig steigern sich aber die Kosten für das gemeinschaftliche Gesundheitssystem (vgl. Hensen/Hensen 2008, S. 23).

In einer kurzen Betrachtung der Gesundheitspolitik der 1970er- bis 2000er-Jahre wird festgestellt, dass diese von einer Kontinuitätslinie dominiert ist, und zwar: Förderung des Wirtschaftlichkeitsgebots durch Stärkung der Selbstverwaltung und Eigenverantwortung mit der Folge, dass das Solidaritätsprinzip geschwächt wurde und das Wirtschaftlichkeitsgebot über alle anderen Prinzipien der GKV herrscht (vgl. Klinke 2008, S. 97 ff.) Hiermit wird offensichtlich, dass die neoliberale Reinterpretation des aktivierenden, Empowerment-orientierten Wohlfahrtsstaats zu einer Favorisierung der Einzelnen und zum Schaden des sozialstaatlichen Engagements führt, mit dem Ziel, die individuelle Verantwortung durch Fördern und Fordern zu steigern, wobei die Betonung auf Fordern und Pflichten liegt und die individuelle Lage keine Berücksichtigung mehr findet. Das Menschenbild des ‚homo oeconomicus' steht hier im Vordergrund: Das Versagen des Wohlfahrtsstaates und die Individualschuld werden als Ursachen der Krise bezeichnet und die Lösung besteht in einer Steigerung der Eigen- und Selbstinitiative und im Anbieten von Hilfe zur Wettbewerbsfähigkeit, um die Motivation und Effizienz der Betroffenen zu steigern. Die gesellschaftliche Verantwortung wird durch Privatisierung von staatlichen Leistungen verringert und auf die individuelle Verantwortung verlagert. Die kollektiven Lebensrisiken werden individualisiert (vgl. Stelzer-Orthofer 2008, S. 17 ff.) und aus dem aktivierenden Wohlfahrtsstaat wird das, was Butterwegge als ‚schlanken, minimalen Sozialstaat' bezeichnet, weil der ganze soziale Sektor auf die Kernaufgaben wiederkehrt (vgl. Butterwegge 2010, S. 66 ff.).

5 Die Rolle der Sozialen Arbeit in einem aktivierenden Sozialstaat und in der Gesundheitspolitik

Soziale Arbeit selbst steht in dem Spannungsfeld zwischen Hilfe und Kontrolle, zwischen mehr Autonomie und Überwachung der Klientel, das wegen konzeptioneller Richtlinien und gesellschaftlicher Anforderungen schwierig zu überwinden ist (vgl. Quindel/Pankofer 2000, S. 31). In erster Linie ergibt sich für die Soziale Arbeit die Aufgabe, ihre Position hinsichtlich dieses dichotomischen Verständnisses von Empowerment und Macht zu klären, und zwar nicht nur in Bezug auf das Individuum, sondern auch auf gesellschaftlicher und politischer Ebene. Diese Problematik des Machtverständnisses ist von großer Bedeutung, um widersprüchliche Positionierungen gegenüber den Betroffenen zu vermeiden, beispielsweise ihre

Ermächtigung als Personen durch das Fördern einer gleichberechtigten Beziehung, um aber sie später von der gesellschaftlichen Kontrolle und den Anpassungsforderungen widersprochen zu werden (ebd., S. 34). Die Fachkräfte der Sozialen Arbeit müssen sich zusätzlich darüber bewusst sein, dass eine Empowerment-orientierte Arbeit die ungleichen Machtverhältnisse zwischen ihnen und den Betroffenen verschleiern kann. Als Beispiel wird die partnerschaftliche Beziehung genannt, was durch das steigende Vertrauen und den sinkenden Widerstand der Betroffenen nicht selbstverständlich weniger Macht der jetzt freundlichen Professionellen bedeutet (ebd., S. 40). Dagegen bedarf es einer intensiven Reflexionsarbeit über die Machtverhältnisse und -gefälle, die auch in einer Empowerment-orientierten Sozialen Arbeit bestehen und nicht außer Acht gelassen werden dürfen. Darüber hinaus ist ein tiefes Verständnis darüber, wie Macht gemacht und organisiert wird, notwendig, um Empowerment-orientiert arbeiten zu können und in der Lage zu sein, sich in der Praxis mit dem Thema Macht kritisch auseinanderzusetzen (vgl. Glaser 2015, S. 36).

Zusätzlich ist die Praxis der Sozialen Arbeit verpflichtet, die vorhandenen Machtverhältnisse in der Gesellschaft, der Politik und der eigenen Einrichtung kritisch zu analysieren und zu hinterfragen, da Empowerment und die Auslegung seiner Prinzipien von den politischen, gesellschaftlichen und institutionellen Zuständen und Regelungen sowie der Unterstützung und Bereitstellung von Ressourcen abhängen. Das Empowerment der Betroffenen kann nur dann bewirkt werden, wenn diese Strukturen eine solche Veränderung erlauben und sie die ungleiche Verteilung öffentlicher Güter anerkennen (ebd., S. 36 ff.). Soziale Arbeit stellt sich auch kritisch gegenüber der neoliberalen Behauptung über die Verknappung von gesellschaftlichen Ressourcen, beispielsweise der gesundheitlichen Vorsorge und Versorgung. Dies führt zur Stigmatisierung der Klientel der Sozialen Arbeit und zu ihrer Bezeichnung als Hilfebedürftige und Konsument_innen eines knappen Gutes. Diese artifiziell produzierte Ressourcenknappheit fördert zusätzlich das Gefühl von Ohnmacht, da eine Umverteilung der Machtverhältnisse und Ressourcen in diesem Fall illusorisch wäre – sowohl für die Betroffenen als auch für die Fachkräfte (vgl. Quindel/Pankofer 2000, S. 35 ff.).

Mit direktem Blick auf die Praxis der Sozialen Arbeit im Gesundheitswesen ist die teilweise inkonsequente Einführung des Empowerments zu bemängeln. Allein am Beispiel der Gesundheitsförderung und Prävention kann festgestellt werden, dass die defizitorientierte Prävention weiterhin die Praxis dominiert, obwohl der Anspruch auf eine Empowerment-orientierte Gesundheitsförderung besteht. Dies hängt insbesondere damit zusammen, dass die Gesundheitsrisiken individualisierbar sind und somit gezielt selektiv-präventive Maßnahmen eingesetzt werden können, während die Beschaffung von gesundheitsfördernden Settings und Policies eine gesamtgesellschaftliche Aufgabe ist und vermehrte Ressourcen fordert. Dabei ist eine universelle Förderung von Gesundheit sinnvoller, da sie sich bei geeigneter Policy auf der einen Seite für eine deutlich größere Population einsetzen lässt und somit effizienter wirkt, und auf der anderen Seite – im Vergleich zur Prävention – keine Stigmatisierung und Entmündigung der Betroffenen verursacht, da sie keine fremdbestimmte Zugehörigkeit zu irgendwelchen Risikogruppen zuschreibt. Allerdings darf in diesem Kontext die Gesundheit als selbstbestimmter Zustand des Wohlbefindens nicht missverstanden und als einzelgängerischer Kampf für Ressourcen betrachtet werden. Sie ist das Ergebnis sowohl der Auseinandersetzung der Einzelnen mit ihrer Umwelt als auch der gemeinschaftlichen Anstrengungen zur Beschaffung von gesundheitsförderlichen Rahmenbedingungen und Ressourcenausstattungen (vgl. Dollinger 2006, S. 149 ff., 185 ff.).

Zusätzlich müssen die Grenzen und Risiken des Empowerment-Konzeptes und seines Verständnisses über Gesundheit und über das Individuum als emanzipierter, autonomer und aktivierter Mensch aufgeklärt, definiert und reflektiert werden. Gerade in der Sozialen Arbeit im Gesundheitswesen, beispielsweise mit onkologischen, psychiatrischen oder Suchtpatient_innen, wird mit Menschen gearbeitet, die sich nicht als kohärent und emanzipiert erleben und die sich nicht immer motivieren oder aktivieren lassen. Aber gerade dieser Widerstand gegen die professionelle Hilfe kann ihr letzter Versuch, empowert, aktiv und autonom zu sein sowie ihre Gegenmacht gegen den gesellschaftlichen Druck, sie zu aktivierten und funktionierenden Einheiten machen zu wollen, andeuten (vgl. Quindel/Pankofer 2000, S. 37). Empowerment durch seinen Anspruch auf Selbstbestimmung lässt auf der theoretischen Ebene ein solches Verhalten zu. Die Aufgabe der Sozialen Arbeit bleibt es hier, nach dem Grund der Passivität zu suchen und sie zu verstehen und dadurch den Weg für eine Empowerment-orientierte Arbeit offenzuhalten. In diesem Sinne werden die Fachkräfte zu Anwält_innen sowie Begleitenden ihrer Klientel, die ihre Entscheidungen akzeptieren und diese unterstützen (vgl. Knuf 2013, S. 33 ff.).

Eine Empowerment-orientierte Sozialarbeit versteht sich somit nicht nur als eine individuelle Steigerung der Selbstständigkeit und Selbstermächtigung, da eine Individualisierung der Lebenslage gerade von den Personen, die keine Macht oder Einflussmöglichkeiten besitzen, eine aktive politische Einmischung mithilfe von Selbsthilfegruppen oder Bürgerinitiativen fordert. Folglich besteht die Aufgabe der Sozialen Arbeit auf der einen Seite darin, die Menschen zu befähigen, ihre Interessen zu vertreten, und auf der anderen Seite darin, die Grenzen dieser Vorstellung einzubeziehen und sie kritisch zu reflektieren (vgl. Enggruber o. J, S. 5). Nicht zuletzt ist es für die Praxis der Sozialen Arbeit wesentlich, die begriffliche Unschärfe des Empowerments zu klären und sich somit ihre eigene Theoriebildung anzueignen sowie das Konzept wieder in seine ursprüngliche emanzipatorische und progressive Richtung mit Blick auf die Betroffenen zu lenken, sodass aktuelle und zukünftige widersprüchliche Auslegungen vermieden werden (vgl. Glaser 2015, S. 39).

Empowerment nimmt eine bedeutsame Rolle in der Sozialen Arbeit im Gesundheitswesen ein. Durch den verstärkten Blick auf Ressourcen, Aktivierung, Partizipation, Teilhabe und Selbstbestimmung hat das Konzept das Gesamtbild des Gesundheitssystems und der Gesundheitspolitik endgültig verändert. Es steht für das Menschenbild des ‚Homo activus‘, was im Gesundheitswesen dem Bild von emanzipierter und aufgeklärter Kundschaft entspricht.

Allerdings fördert die aktuelle Gesundheitspolitik weiterhin eine Untergewichtung der Gesundheitsförderung und eine relative Übergewichtung der Prävention, insbesondere der Verhaltensmodifizierung und des Konsums von medizinischen Zusatzleistungen. Aus den Erkenntnissen der Sozialepidemiologie wird aber deutlich, dass der Gesundheitszustand einer Person nicht allein das Resultat des eigenen Verhaltens ist. Ohne eine Berücksichtigung der Lebenslage, Lebenswelt und vorhandenen Ressourcen besteht die Gefahr, ihr die Schuld für das zu geben, was eine gesellschaftliche Verantwortung darstellen sollte und verstärkt als Aufgabe der Gesundheitspolitik betrachtet werden muss (vgl. Franzkowiak 2008, S. 206). Deshalb würde ein stark ökonomisierter, minimaler Sozialstaat in diesem Zusammenhang das Ziel einer Empowerment-orientierten Gesellschaft und Gesundheitspolitik verfehlen. Die Verwirtschaftlichung und Privatisierung von Gesundheitsrisiken führen zur Exklusion sowie Individualisierung und nehmen letztendlich der Gesundheitsförderung einen bedeutenden Teil ihrer sozialen und gesellschaftlichen Wirksamkeit weg. Sie wandeln den medizinischen Akt in einen Marktakt, bei dem der Zugang von finanziellen Möglichkeiten abhängt.

Für eine nachhaltige Stabilisierung und Verbesserung des Gesundheitssystems bedarf es neben der Stärkung und Mobilisierung von individuellen Kompetenzen einer Erweiterung und Potenzierung der gesellschaftlichen solidarischen Ressourcen, Handlungsfähigkeiten, sozialen Verantwortung und Vernetzung (ebd., S. 215). Als Grundlagen für den Public Health Action Cycle und die Policy im Gesundheitswesen sollten die Prinzipien des Empowerments, wie sie idealerweise durch die Ottawa-Charta definiert wurden, dienen. Hier nimmt die Soziale Arbeit eine bedeutende Rolle ein, da sie den Unterschied zwischen einer Aktivierung der Bürger_innen und der aktiven Bürger_in kritisch reflektiert und sich sowohl als Teil des Sozialstaats als auch als objektive Kritikerin desselben versteht.

7 Literaturverzeichnis

ALTGELD, Thomas / KOLIP, Petra (2014): Konzepte und Strategien der Gesundheitsförderung. In: HURRELMANN, Klaus/ KLOTZ, Theodor / HAISCH, Jochen (Hrsg.): Lehrbuch Prävention und Gesundheitsförderung. 4., vollständig überarbeitete Auflage. Bern: Hans Huber Verlag, S. 45 - 58

BKK Dachverband (2018): Empowerment-Projekt. „Stärkung und Empowerment des Selbstvertretungskompetenz von Frauen und Mädchen mit Behinderung und chronischer Erkrankungen in der gesundheitlichen Selbsthilfe". Berlin, https://www.bagselbsthilfe.de/fileadmin/user_upload/_Informationen_fuer_SELBSTHL FE-AKTIVE/Projekte/Gender-Projekte/Projektvorstellung_Empowerment_BAG.pdf, 30.05.2020

BLÄTTER, Beate/ WALLER, Heiko (2018): Gesundheitswissenschaft. Eine Einführung in Grundlagen, Theorie und Anwendung. Stuttgart: W. Kohlhammer. 6., überarbeitete Auflage

BRANDES, Sven/ STARK, Wolfgang (2016): Empowerment/Befähigung. In: BzgA (Hrsg.): Leitbegriffe der Gesundheitsförderung. DOI: 10.17623/BZGA:224-i010-1.0

BUTTERWEGGE, Christoph (2010): Neoliberale Modernisierung, Sozialstaatsentwicklung und Soziale Arbeit. In: MICHEL-SCHWARTZ, Brigitta (Hrsg.): „Modernisierungen" methodischen Handelns in der Soziale Arbeit. Wiesbaden: VS Verlag, S. 49 – 88

DOLLINGER, Bernd (2006): Prävention. Unintendierte Nebenfolgen guter Absichten. In: DOLLINGER B./ RAITHEL J. (Hrsg.): Aktivierende Sozialpädagogik. Ein kritisches Glossar. Wiesbaden: VS Verlag, S. 145 -154. DOI: 10.1007/978-3-531-90353-8_12

DOLLINGER, Bernd (2006): Salutogenese. Macht über die eigene Gesundheit? In: DOLLINGER B./ RAITHEL J. (Hrsg.): Aktivierende Sozialpädagogik. Ein kritisches Glossar. Wiesbaden: VS Verlag, S. 173-190. DOI: 10.1007/978-3-531-90353-8_12

ENGGRUBER, Ruth (o.J.): Sozialpolitische Verstrickungen des Empowerment-Konzepts in der Sozialen Arbeit, S. 1 – 9. http://81.169.143.104/archiv/Startseite/document(4).pdf, 25.05.2020

FRANKE, Alexa (2012): Modelle von Gesundheit und Krankheit. Bern: Hans Huber. 3., Überarbeitete Auflage

FRANZKOWIAK, Peter (2008): Prävention im Gesundheitswesen. Systematik, Ziele, Handlungsfelder und die Position der Sozialen Arbeit. In: HENSEN, Gregor/ HENSEN, Peter (Hrsg.): Gesundheitswesen und Sozialsaat. Gesundheitsförderung zwischen Anspruch und Wirklichkeit. Wiesbaden: VS Verlag, S. 195-219

GALUSKE, Michael (2005): Methoden der Sozialen Arbeit. Eine Einführung. Weinheim: Juventa Verlag. 6. Auflage

GALUSKE, Michael (2013): Methoden der Sozialen Arbeit. Eine Einführung. Weinheim: Beltz Juventa Verlag. 10. Auflage

GLASER, Stefan (2015): Plädoyer gegen Empowerment? Zwischen Ansprüchen, gelebter Praxis, Kritik und neuen Ideen. In: Soziales Kapital. Wissenschaftliches Journal österreichischer Fachhochschul-studiengänge soziale Arbeit. Nr. 14. 2015. Standort Wien., S. 30 – 42. http://www.soziales-kapital.at/index.php/sozialeskapital/article/view File/405/668.pdf, 30.05.2020

HENSEN, Gregor/ HENSEN, Peter (2008): Das Gesundheitswesen im Wandel sozialstaatlicher Wirklichkeit. In: HENSEN, Gregor/ HENSEN, Peter (Hrsg.): Gesundheitswesen und Sozialsaat. Gesundheitsförderung zwischen Anspruch und Wirklichkeit. Wiesbaden: VS Verlag, S. 13 - 39

HERRIGER, Norbert (2014): Empowerment in der Sozialen Arbeit. Eine Einführung. 5., erweiterte und aktualisierte Auflage. Stuttgart: W. Kohlhammer Verlag

HOMFELDT, Hans Günther (2012): Soziale Arbeit im Gesundheitswesen und in der Gesundheitsförderung. In: THOLE, Werner: Grundriss Soziale Arbeit. Ein einführendes Handbuch. Wiesbaden: VS Verlag. 4. Auflage, S. 489- 503

HOMFELDT, Hans Günther/ STING, Stephan (2006): Soziale Arbeit und Gesundheit. Eine Einführung. München, Basel: Reinhardt

KLINKE, Sebastian (2008): Gesundheitsreformen und ordnungspolitischer Wandel im Gesundheitswesen. In: HENSEN, Gregor/ HENSEN, Peter (Hrsg.): Gesundheitswesen und Sozialsaat. Gesundheitsförderung zwischen Anspruch und Wirklichkeit. Wiesbaden: VS Verlag, S. 61-106

KNUF, Andreas (2013): Basiswissen: Empowerment in der psychiatrischen Arbeit. Köln: Psychiatrie Verlag. 4., korr. Auflage

LAGER, Hendrik (2019): Anpassungsfähig in Zeiten der Digitalisierung. Zur Bedeutung von Empowerment und innovativer Arbeitsorganisation. Wiesbaden: Springer VS

LEPPIN, Anja (2014): Konzepte und Strategien der Prävention. In: HURRELMANN, Klaus/ KLOTZ, Theodor/ HAISCH, Jochen (Hrsg.): Lehrbuch Prävention und Gesundheitsförderung. 4., vollständig überarbeitete Auflage. Bern: Hans Huber Verlag, S. 36 - 44

NEUFFER, Manfred (2012): Soziale Diagnose – ein langer Weg von Ungereimtheiten in der Sozialen Arbeit. In: FORUM sozial 4/2012, S. 24 – 27

OPIELKA, Michael (2003): Was spricht gegen die Idee eines aktivierenden Sozialstaats? Zur Neubestimmung von Sozialpädagogik und Sozialpolitik. In: Neue Praxis 6/2003, S. 543 - 557

OXFAM (2020): Unser Leitbild. https://www.oxfam.de/ueber-uns/oxfam/governance/leitbild, 30.05.2020

PANKOFER, Sabine (2000): Empowerment – eine Einführung. In: MILLER, Tilly/ PANKOFER, Sabine (Hrsg.): Empowerment konkret! Handlungsentwürfe und Reflexionen aus der psychosozialen Praxis. Stuttgart: Lucius & Lucius Verlagsgesellschaft, S. 7-22

PIEPER, Marianne (2007): Armutsbekämpfung als Selbsttechnologie. Konturen einer Analytik der Regierung von Armut. In: ANHORN, Roland/ BETTINGER, Frank/ STEHR, Johannes (Hrsg.): Foucaults Machtanalytik und Soziale Arbeit Eine kritische Einführung und Bestandsaufnahme. Wiesbaden: VS Verlag, S. 93 – 107

PRÄVG (2015): Gesetz zur Stärkung der Gesundheitsförderung und Prävention (Präventionsgesetz - PrävG). In: Bundesgesetzblatt Jg. 2015, Teil 1, Nr. 31. Ausgegeben zu Bonn am 24. Juli 2015

ROSENBROCK, Rolf (1998) : Gesundheitspolitik: Einführung und Überblick. In: WZB Discussion Paper. Berlin: Wissenschaftszentrum Berlin für Sozialforschung (WZB), S. 98-203. http://hdl.handle.net/10419/47430, 30.05.2020

QUINDEL, Ralf / PANKOFER, Sabine (2000): Chancen, Risiken und Nebenwirkungen von Empowerment – Die Frage nach der Macht. In: MILLER, Tilly/ PANKOFER, Sabine (Hrsg.): Empowerment konkret! Handlungsentwürfe und Reflexionen aus der psychosozialen Praxis. Stuttgart: Lucius & Lucius Verlagsgesellschaft, S. 31- 44

SOHNS, Armin (2009): Empowerment als Leitlinie Sozialer Arbeit. In: MICHEL-SCHWARTZE, Brigitta (Hrsg.): Methodenbuch Soziale Arbeit. Basiswissen für die Praxis. Wiesbaden: VS Verlag. 2. Überarbeitete und erweiterte Auflage, S. 75-101

STARK, Christian (2011): Partizipation von KlientInnen der Wohnungslosenhilfe. Möglichkeiten und Grenzen. In: Festschrift 20 Jahre BAWO. Wohnugslosenhilfe von A bis Z. Wien, S. 217-227. https://bawo.at/fileadmin/user_upload/public/Dokumente/Publikationen/BAWO_Festschrift_P_Partizipation.pdf, 30.05.2020

STELZER-ORTHOFER, Christine (2008): Aktivierung und soziale Kontrolle. In: BAKIC, Josef / DIEBÄCKER, Marc / HAMMER, Elisabeth (Hrsg.): Aktuelle Leitbegriffe der Sozialen Arbeit. Ein kritisches Handbuch, Wien: Erhard Löcker, S. 11-24.

STIMMER, Frank (2012): Grundlagen des Methodischen Handelns in der Sozialen Arbeit. 3., völlig überarbeitete und erweiterte Auflage. Stuttgart: W. Kohlhammer Verlag

WHO (1986): Ottawa-Charta zur Gesundheitsförderung http://www.euro.who.int/__data/ assets/pdf_file/0006/129534/Ottawa_Charter_G.pdf, 30.05.2020